AF499855

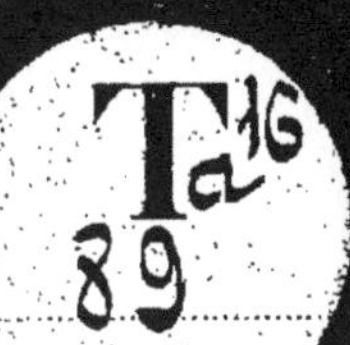

COURS D'HISTOLOGIE DE L'ÉCOLE DE MÉDECINE

Première leçon de l'année scolaire 1887-1888

Par M. Et. JOURDAN.

MESSIEURS,

La partie des sciences anatomiques, que j'ai l'honneur de vous enseigner, porte des noms différents. On l'appelle tantôt *histologie*, tantôt *anatomie générale*, quelquefois enfin on la connaît sous la dénomination plus impropre d'*anatomie microscopique*. En examinant si ces différents mots peuvent à eux seuls et également vous donner une idée suffisante et complète de ce qu'ils veulent définir, je crois que nous serons trompés dans notre attente. D'après son étymologie, le terme histologie signifie science des tissus : mais il est bien évident que pour ceux d'entre vous qui n'ont pas anticipé sur ce que j'ai à vous enseigner, cette explication serait incapable de leur faire connaître la nature des connaissances que j'ai à vous exposer, et ils ont le droit de se demander ce que le mot tissu veut dire en anatomie.

La dénomination d'anatomie générale est souvent employée; cette expression peut vous paraître vague, mais la justesse de son emploi ressort clairement lorsqu'on sait dans quel sens elle a été créée par Bichat. J'ai déjà assez insisté dans mon cours de l'année dernière sur ce que ce savant entendait par cette dénomination pour qu'il me soit permis d'être bref.

Vous savez que Bichat désignait sous le nom de systèmes organiques des groupes de tissus qui, ayant les mêmes caractères physiques, devaient offrir les mêmes propriétés physiologiques; je ne reviens pas sur l'exposé des doctrines de cet anatomiste, je n'en retiens que les conclusions. Chaque organe est constitué par la réunion d'un certain nombre de parties qui se retrouvent semblables, mais avec des dispositions différentes dans d'autres organes : l'étude de ces parties, qu'il désigna sous le nom de tissus; considérées indépendamment des organes qu'ils contribuent à constituer, forme cette branche nouvelle des sciences anatomiques à laquelle il appliqua le terme d'anatomie générale. Vous voyéz combien l'idée de Bichat répond encore aujourd'hui à la conception que l'on a de l'histologie.

La définition de l'anatomie générale, telle que je viens de vous la donner, d'après Bichat, me permettra de vous faire mieux saisir les inconvénients que présente la dénomination d'anatomie microscopique. Sans doute, et aujourd'hui surtout, les histologistes se servent du microscope comme principal instrument d'étude ; mais permettez-moi de vous faire remarquer combien cette dénomination étendrait le champ de l'histologie; on peut même dire qu'ainsi comprise, les bornes de cette science n'existeraient pas ; ses limites se confondraient avec plusieurs autres branches des sciences anatomiques. Vous savez, en effet, que le microscope et les méthodes qui guident son emploi sont d'un usage courant en anatomie comparée, en zoologie. Lorsqu'on étudie un ver par transparence ou à l'aide du procédé des coupes, peut-on dire que l'on fait de l'histologie? sans doute on peut en faire, mais tous ceux qui se livrent à ces manipulations n'en font pas ; il est bien évident que suivant le sens général des études que l'on poursuivra, on pourra faire ainsi, à l'aide du même instrument, de la zoologie, de l'anatomie comparée, ou de l'histologie; les limites de la science des tissus, de l'anatomie de structure deviendraient si vagues qu'elles resteraient indéterminées.

Je pourrai maintenant aborder immédiatement l'objet de mes leçons, mais avant de vous exposer le plan que je pense suivre, je crois bon de vous dire un mot d'un point qui a déjà attiré mon attention l'année dernière et que je vous conseille d'avoir présent à l'esprit : je veux parler de l'utilité de l'histologie en médecine.

Vous savez, Messieurs, combien il y a peu d'années, cette science était dédaignée des médecins praticiens. Le microscope était pour eux un instrument à travers lequel on voyait tout ce que l'on voulait, et, autorisés par l'état des méthodes histologiques à cette époque, ils disaient qu'il fallait se méfier de cet instrument trompeur. Permettez-moi de vous faire à ce propos une comparaison qui fixera, je crois, vos idées à ce sujet.

Que penseriez-vous, je vous prie, d'une personne qui, voyant un instrument de musique pour la première fois, s'en saisirait et ne pouvant en tirer que des sons discordants, le jugerait ridicule et mauvais ; vous diriez, sans doute, qu'elle est bien prétentieuse et qu'elle ferait beaucoup mieux de se taire. Je crois que vous pouvez porter le même jugement sur ceux que vous verrez, même encore aujourd'hui, affecter un mépris profond pour une science qu'ils ne connaissent pas.

Vous me permettrez de citer à l'appui de l'opinion que je viens d'avancer quelques exemples qui ne laisseront aucun doute dans votre esprit. Parcourez les traités de physiologie et dites-moi si vous auriez une idée du mécanisme de la circulation artérielle en ignorant la structure des parois de ces vaisseaux. Concevriez-vous la nature du cristallin, si l'organo-génèse, en suivant son développement, ne vous indiquait pas son origine épithéliale. Pourrait-on édifier une théorie sérieuse de la perception des rayons lumineux, si l'on ignorait la structure intime de la rétine. Serait-il possible de suivre l'évolution des ovules et des spermatozoïdes sans connaître la structure des organes où ils prennent naissance. Je n'insiste pas davantage, vous savez que sans connaissances anatomiques pour base, le physiologiste ne peut édifier que des théories, et je crois que l'anatomie générale est peut-être celle des sciences anatomiques qui lui est la plus utile.

La nécessité des connaissances histologiques en médecine est tout aussi facile à démontrer. Examinez la pathologie des différents tissus et organes, et il vous sera facile d'être convaincu. Je crois qu'il est bien difficile de comprendre l'inflammation, la formation des abcès, la suppuration, si on ignore la structure du tissu conjonctif; est-il possible de suivre l'évolution d'une arthrite suppurée, d'une carie, si on ne sait pas comment sont constitués, comment vivent les tissus cartilagineux et osseux. En pathologie interne, pourrez-vous suivre les processus d'une cirrhose, d'une sclérose quelconque si vous ignorez la structure du foie et le mode de formation du tissu fibreux. Vous voyez donc que l'anatomie des tissus et la connaissance des rapports qu'ils ont les uns avec les autres dans les organes est indispensable aux médecins.

Il est bien évident que si dans vos études en vue du doctorat, vous n'avez d'autre but que celui d'acquérir le droit de formuler une potion, vous pouvez fort bien considérer l'histologie comme un enseignement de luxe; mais si vous avez l'ambition de suivre scientifiquement les processus morbides en présence desquels vous vous trouverez, vous serez bientôt convaincu, je l'espère, que la science des tissus est une des bases de la pathologie et que, ignorant la structure des organes, il serait impossible de comprendre leurs maladies.

Je vais maintenant vous exposer le plan de mes leçons: Vous savez que les nécessités de mon enseignement me forcent à faire un cours complet en deux années. Je consacre une de ces années à l'étude des tissus, et l'autre à passer en revue la structure des organes. Cette année-ci est la seconde de mon cours; aussi, je crains que ceux d'entre vous qui n'ont pas suivi mes leçons de l'année dernière, ne soit insuffisamment préparés. Je ferai donc au début de mon cours une révision rapide de ce qui a fait, l'hiver passé, l'objet de mon enseignement. Je consacrerai quelques heures à vous rappeler ce que l'on entend par tissu épithélial, de substance conjonctive, nerveux et musculaire; je pourrai alors aborder la structure des organes.

Vous savez qu'après la fécondation, l'ovule se divise en un certain nombre de cellules qui se groupent en une vésicule primitive ou blastodermique. Cette vésicule ne va pas tarder à donner naissance à trois feuillets qui prennent les noms d'épiblaste, hypoblaste et mésoblaste. Si je vous faisais ici incidemment et dans cette leçon l'histoire de ces premières phases du développement de l'embryon, je risquerais d'être entraîné hors des limites que je me suis fixé; je ne m'y arrêterai donc pas; je me contente de vous rappeler ces premiers stades et de vous prier de les avoir bien présents à l'esprit, afin que vous puissiez comprendre quelles sont les bases de la classification que j'ai adoptée pour mon cours.

Nous savons depuis Remack que tous nos organes dérivent des trois feuillets embryonnaires. Des portions d'un même appareil peuvent descendre cependant de feuillets différents : des parties nouvelles telles que des formations conjonctives peuvent venir s'y ajouter et leur donner des origines multiples ; de telle sorte que lorsque je dirai qu'un organe se forme aux dépens de tel feuillet, je n'excluerai pas par cela la participation des autres, je dirai seulement que sa première indication s'est manifestée aux dépens de ce feuillet.

Les organes, qui naissent du feuillet externe, sont la peau, le système nerveux et les organes des sens.

Dans l'étude des téguments et comme des dérivés directs, nous étudierons des organes de protection et des organes glandulaires qui sont : dans le premier groupe, les ongles et sabots, les poils et les plumes, les écailles, en un mot toutes ces formations qui sont connues en anatomie comparée sous le nom de phanères ; j'étudierai ensuite les glandes cutanées, si simples qui se trouvent dans la peau de quelques animaux, les glandes sudoripares et les types différents que ce système glandulaire présente suivant les régions du tégument que l'on examine. Les glandes sébacées nous offrirons des exemples encore plus remarquables d'organes susceptibles de présenter des adaptations diverses quoique de même nature et de même origine. C'est ainsi que nous les verrons se compliquer et acquérir des dimensions exagérées pour constituer les glandes mammaires.

Le système nerveux est tout entier ectodermique, et cela est vrai non seulement pour les vertébrés supérieurs, mais encore pour tous les animaux. Des découvertes récentes tendent, en effet, à faire rentrer dans la règle commune quelques types qui paraissaient s'en écarter et dans certaines classes, les centres nerveux ont conservé de tels rapports avec la peau que l'étude de l'adulte suffirait à justifier l'opinion que je viens d'émettre. C'est ainsi que nous trouvons chez les cœlentérés certaines cellules affectées spécialement à des fonctions sensitives, se mettre en rapport, par leurs prolongements basilaires, avec des éléments nerveux dispersés en plexus à la base de l'ectoderme et constituer ainsi une sorte de système nerveux embryonnaire dont nous rencontrons la reproduction dans les premières phases du développement des centres nerveux des vertébrés. Il nous sera facile de démontrer que les éléments du canal de l'épendyme offrent les caractères des cellules neuro-épithéliales des cœlentérès et que les cellules ganglionnaires de la moelle proviennent de la prolifération de l'épiblaste. On avait cependant conservé quelques doutes au sujet des ganglions du grand sympathique, des nerfs et des ganglions rachidiens, mais des observations dues surtout à Balfour démontrent que le système nerveux périphérique a, comme la moelle épinière et le cerveau, une origine épiblastique.

Les organes des sens sont des différenciations du feuillet externe, ainsi que leur rôle, dans les fonctions de relation, permettait de le supposer. J'étudierai la structure des terminaisons nerveuses, tactiles, olfactives et gustatives ; je passerai ensuite à l'examen des organes de la vue et de l'ouïe. Je suivrai l'œil depuis ses origines chez l'embryon, dans ses différents stades de perfectionnement ; la rétine, ses modifications dans la série, la nature de chacune de ses couches arrêtera surtout notre attention. L'appareil auditif sera, de ma part, l'objet de considérations semblables ; nous verrons ses parties essentielles apparaître chez les types inférieurs de la série, et des organes de perfectionnement s'y ajouter chez les formes les plus élevées.

L'hypoblaste semble, dès son origine, prédestiné aux fonctions de nutrition. En effet, dans les œufs à segmentation totale, même avant que l'embryon soit constitué, nous voyons quelquefois se former, aux dépens de la sphère primitive, deux groupes de cellules ; les unes, disposées à l'extérieur, pauvres ou complètement dépourvues de vitellus, sont destinées à former les organes de la vie de relation. Les autres, chargées de granulations vitellines, renferment de véritables réserves alimentaires qui seront utilisées avant que l'embryon puisse emprunter à sa mère ou au milieu extérieur les aliments nécessaires à son existence. C'est aux cellules qui descendent de ces éléments hypoblastiques qu'est réservé chez l'adulte le soin de continuer la même fonction ; aussi voyons-nous la surface épithéliale de l'intestin être le lieu où les aliments sont modifiés et absorbés de même que les cellules du foie conservent la mission d'accumuler les matières glycogéniques. La fonction glycogénique de la cellule hépatique peut donc être considérée comme la persistance d'un rôle dévolu dès son origine à l'élément endodermique.

J'étudierai le tube intestinal en vous rappelant que si sa région moyenne se forme aux dépens de l'endoderme ; ses deux extrémités sont des refoulements secondaires du feuillet externe. Si je voulais me conformer strictement aux bases de classification qui me guident dans l'examen de la structure des organes, je devrai pour m'y soumettre, étudier dans des parties différentes de mon cours d'une part la bouche et le pharynx qui se forment aux dépens de l'ectoderme, et de l'autre, l'estomac et l'intestin proprement dit qui ont une origine hypoblastique, mais vous penserez, je crois, qu'une étude histologique du tube digestif, ainsi faite, ne serait pas rationnelle et qu'il vaut mieux examiner successivement les différents organes de l'appareil de la digestion. L'étude histologique de quelques uns des appendices qui dépendent de la cavité buccale suffirait à nous fournir des preuves de leur origine épibastique. Les dents, par leur développement et leur structure, nous rappelleront les écailles des Plagiostomes ; les corpuscules gustatifs nous paraitront identiques aux organes caliciformes des barbillons et de la peau des poissons : enfin quelques uns des petits organes glandulaires qui garnissent cette cavité, sont aussi composés d'éléments de même nature que ceux des glandes muqueuses de la peau de certains vertébrés. L'anatomie concorde encore ici avec l'embryogénie, pour nous fournir la preuve de l'origine ectodermique de l'intestin antérieur.

Les parties hypoblastiques de l'appareil digestif, c'est-à-dire l'estomac, l'intestin grêle et le gros intestin attireront successivement mon attention. J'étudierai les différentes tuniques de chacun de ces organes, ainsi que les glandes qui sont contenues dans leur épaisseur.

Les annexes du tube intestinal, c'est-à-dire les glandes salivaires, le pancréas et le foie feront ensuite l'objet de mes leçons. Le rôle de ces glandes, de la dernière surtout, est très grand en pathologie et sans une connaissance exacte de sa structure à l'état physiologique, il est tout-à-fait impossible de faire une étude sérieuse de ses altérations morbides.

Quelques organes indépendants de l'appareil intestinal dérivent aussi de l'épihélium endodermique et leur étude se place naturellement ici : ce sont le thymus et le corps thyroïde : organes glandulaires de structure et de fonction encore mal déterminées.

Le poumon, d'après les embryogénistes classiques, dérive du feuillet interne. Cette origine peut être discutée. Cet organe provenant d'une région du tube intestinal, qui est elle-même ectodermique, il faudrait plutôt attribuer au poumon cette dernière origine. De plus, l'appareil respiratoire est dans le règne animal tout entier une différenciation des téguments. Que nous trouvions des branchies, des trachées ou des poumons, l'anatomie comparée nous montre que dans tous les cas c'est une région des téguments qui s'est spécialisée en vue de cette fonction.

Le feuillet moyen forme d'abord chez l'embryon la cavité générale, première indication de nos grandes poches séreuses; la plèvre et le péritoine sont chez nous les restes de cette cavité primitive dont les parois donnent naissance au tissu conjonctif général, au squelette et au système musculaire, tandis qu'au dépens de la cavité elle-même prennent naissance le système vasculaire et l'appareil uro-génital.

Parmi ces organes d'origine mésoblastique, quelques-uns nous arrêteront fort peu. L'étude histologique du squelette et des muscles se confond en effet avec celle des tissus osseux et musculaires. Il nous restera donc à examiner l'appareil vasculaire ainsi que les organes urinaires et génitaux.

Je m'occuperai d'abord de l'étude de la cavité pleuro-péritonéale et des opinions diverses qui ont été émises sur son origine. Cette question présente en effet un grand intérêt. A tous les points de vue, il est important de savoir si les cellules endothéliales qui la tapissent doivent être considérées comme des dépendances de l'épithélium ecto ou endodermique,ou bien comme des cellules du tissu conjonctif modelées à des fonctions de recouvrement ; la pathologie elle-même a, en effet,un certain intérêt à savoir si les néoplasmes qui se développent quelquefois dans cette cavité, peuvent prendre les caractères des tumeurs épithéliales. Je m'écarterai donc un instant de l'objet de mes leçons pour discuter cette question d'embryologie ; l'origine des endotheliums est, en effet, plus capable que leurs caractères à l'état adulte, de nous donner une idée juste de leur nature. Les théories de Hertwig et de Waldeyer nous arrêteront particulièrement.

Le système lymphatique nous apparaîtra comme une canalisation et une dépendance directe de cette cavité pleuro-péritonéale. Ces rapports sont sans doute difficiles à démontrer chez les vertébrés supérieurs, mais ils se montrent dans toute leur netteté chez les types inférieurs de la série. J'étudierai successivement les grands troncs, les capillaires et les ganglions du système lymphatique. Je passerai alors à l'examen de la structure de l'appareil circulatoire ; le cœur, le système artériel, les veines et les vaisseaux capillaires seront l'objet de mes leçons.

Vous voyez, Messieurs, que le champ que nous avons à parcourir est vaste et je n'essayerai pas de le faire en un seul semestre, si je n'y étais obligé par le peu de temps que vous avez à consacrer aux études histologiques. Le plan que je viens de vous exposer, vous parait aussi bien aride et je crois que bien des détails, dans lesquels il me faudra entrer, s'effaceraient bientôt de votre mémoire si je n'avais la précaution de vous montrer en même temps la preuve de la réalité de mes descriptions. Aussi m'appliquerai-je toujours à mettre sous vos yeux, à la fin de chacun de mes cours, quelques préparations capables de vous faciliter l'intelligence du sujet que j'aurai traité devant vous. Les coupes, que j'ai exécutées dans ce but, seront je crois plus utiles pour vous que la vue des projections qui sont l'image simplement agrandie de ce que vous trouvez dans vos livres. Sans doute il serait plus facile pour moi de mettre en pratique ce moyen brillant, mais j'ai préféré m'attacher à vous montrer que l'anatomie générale n'est pas un roman ennuyeux, mais une réalité, et je crois que ces démonstrations pratiques ne seront pas la partie la moins utile de ces leçons. Je vous avoue, en effet, que je comprends aussi peu un cours d'histologie sans préparations qu'une leçon de chimie sans expériences.

Il est une remarque que vous ferez certainement pendant la série de ces cours et contre laquelle je veux vous prévenir, vous penserez peut-être que j'emprunte trop souvent mes descriptions à d'autres vertébrés qu'à l'homme et que je néglige l'anatomie humaine pour l'histologie zoologique, je pourrai vous répondre qu'en cela je ne fais que suivre l'exemple des maîtres en anatomie générale et qu'il suffit d'ouvrir les livres classiques pour trouver des justifications de ma conduite et pour voir que sous le nom d'histologie humaine on décrit le plus souvent les tissus et les organes du lapin et de la grenouille ; mais je préfère m'expliquer à ce sujet. Vous savez d'abord que les organes de l'homme nous arrivent presque toujours après avoir subi le double effet des processus morbides et des altérations cadavériques, de telle sorte que l'observateur qui se livre à des recherches sur des pièces ayant cette origine, doit toujours tenir compte de ces deux facteurs dans le problème de structure qu'il veut résoudre, s'il les néglige, il risque d'être entraîné à des conceptions tout-à-fait fausses sur certains tissus surtout sur les plus délicats, qui sont en même temps les plus importants. Examinez par exemple le sang encore vivant ou fixé par l'acide osmique et celui qui provient d'un cadavre ou qui est sorti depuis un instant des vaisseaux, il vous sera facile d'être convaincu de ce que j'avance. A ces premières causes, dont vous appréciez toute l'importance, se joint la nécessité d'éclaircir par des études sur des organes moins parfaits la structure souvent complexe qui se rencontre dans les nôtres. Les exemples se présentent en foule à mon esprit et il m'est facile de vous en citer quelques uns.

La cellule epithélio-musculaire de l'hydre, découverte par Kleinenberg, retrouvée par plusieurs observateurs, chez d'autres invertébrés, n'a-t-elle pas jeté un jour nouveau sur la cellule musculaire des vertébrés et aussi sur l'origine du faisceau musculaire strié ; n'est-ce pas les muscles des insectes qui ont permis d'établir le schema de la striation des fibres musculaires. Vous voyez donc que l'histologie humaine a souvent besoin des données de l'anatomie comparée. D'ailleurs ces emprunts, dont je viens de vous exposer la nécessité, vous paraîtraient encore plus indispensables si je voulais sortir de mon domaine et jeter un coup d'œil sur une science voisine, sur l'embryogénie. Est-ce chez les vertébrés qu'il est possible de suivre facilement les phénomènes intimes de la fécondation et les premières phases du développement de l'embryon. L'embryogénie classique a été pendant longtemps celle du poulet, qui possède cependant un œuf que l'on pourrait appeler monstrueux tant il diffère du nôtre ; aussi ne serait-ce pas sans raison que l'on dirait que l'embryogénie humaine n'a été faite que par lambeaux et par comparaison avec les formes voisines de nous. Je crois à mon avis qu'il est tout-à-fait impossible de faire de l'embryogénie si on ne tient pas compte du developpement des autres animaux.

Ce que je viens de vous dire au sujet de l'utilité des preparations histologiques, vous indique aussi la nécessité de vérifier vous-mêmes les descriptions que je vous aurai faites. De même en effet que les cours d'anatomie descriptive sont accompagnées de dissections, de même aussi il faut vous habituer à l'idée de l'utilité d'exécuter vous-même des préparations. Je reconnais sans doute que ces travaux demandent du temps et du soin, j'admets aussi qu'ils ont pour vous moins d'intérêt pratique que les dissections, mais il ne faut pas que vous exagériez leur difficulté, aujourd'hui, avec les méthodes et les instruments dont dispose l'histologiste, il vous sera facile, si vous le voulez bien, d'arriver avec quelques soins à exécuter des préparations suffisantes pour vos études. Vous êtes invités à ces travaux pratiques deux fois par semaine, mais je vous avoue qu'à mon avis le laboratoire devrait être tous les jours à votre disposition. Malheureusement vous savez que la pièce dont nous disposons n'est pas entièrement à nous, et que dans l'état actuel des locaux de l'Ecole il faut bien avouer que les projets d'organisation des études histologiques telles que je les conçois pour vous ne peuvent être mis en pratique. Je vous prie de remplacer par votre bonne volonté ce défaut d'organisation dont je me suis plaint souvent et auquel je m'efforcerai de suppléer. Soyez aussi convaincu que je m'appliquerai à vous être utile autant que cela dépendra de moi et que je serai heureux si, en récompense de mes efforts, je réussis à vous communiquer le goût des études histologiques.

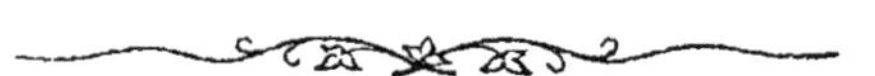

Marseille — Typ. et Lith. Barlatier-Feissat

www.ingramcontent.com/pod-product-compliance
Ingram Content Group UK Ltd.
Pitfield, Milton Keynes, MK11 3LW, UK
UKHW012311240726
13966UKWH00005B/1795